图解口腔美学种植修复临床规范

口腔美学修复预告技术规范

主　编　赵雨薇　　总主编　于海洋

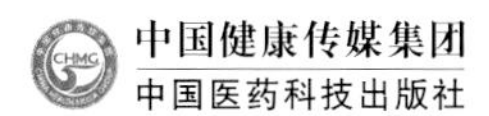

图书在版编目（CIP）数据

口腔美学修复预告技术规范 / 赵雨薇主编 . — 北京：中国医药科技出版社，2023.3

（图解口腔美学种植修复临床规范）

ISBN 978-7-5214-3795-9

Ⅰ . ①口… Ⅱ . ①赵… Ⅲ . ①口腔正畸学 Ⅳ . ① R783.5

中国国家版本馆 CIP 数据核字（2023）第 042894 号

美术编辑 陈君杞

版式设计 也 在

出版 **中国健康传媒集团** | 中国医药科技出版社

地址 北京市海淀区文慧园北路甲 22 号

邮编 100082

电话 发行：010-62227427 邮购：010-62236938

网址 www.cmstp.com

规格 787 × 1092mm $^{1}/_{32}$

印张 1 $^{7}/_{8}$

字数 34 千字

版次 2023 年 3 月第 1 版

印次 2023 年 3 月第 1 次印刷

印刷 三河市万龙印装有限公司

经销 全国各地新华书店

书号 ISBN 978-7-5214-3795-9

定价 39.00 元

版权所有 盗版必究

举报电话：010-62228771

本社图书如存在印装质量问题请与本社联系调换

获取新书信息、投稿、为图书纠错，请扫码联系我们。

内容提要

本书是《图解口腔美学种植修复临床规范》之一。本书通过大量图片系统介绍了口腔美学修复的四级预告技术，希望通过图文并茂的形式，浅显易懂地教会广大口腔医生掌握口腔美学修复的临床路径，使得临床美学修复的效果不断提升。本书主要供全国各级医疗机构口腔医师、修复工艺技师、口腔护士，以及口腔专业研究生、进修生参考使用。

丛书编委会

总 主 编 于海洋

编　　委（以姓氏笔画为序）

王　剑　朱卓立　孙蔓琳　李丹雪

杨　扬　张雅蓉　范林莉　罗　天

岳　源　赵雨薇　郝　亮　高姗姗

董　博　谢　璐　楼雨欣　解晨阳

谭　震　熊　芳

本书编委会

主　编　赵雨薇

编　者（以姓氏笔画为序）

李怡源　李俊颖　罗　天

赵雨薇　高　静　董　博

序

随着社会的进步和生活水平的持续提高，广大人民群众对美观和舒适度高的口腔美学种植修复的需求也不断提高。为了更好地服务人民的口腔健康，我们组织编写《图解口腔美学种植修复临床规范》口袋书，旨在帮助规范和提高基层口腔工作者的服务能力和水平。

作为口腔医学的热门领域，口腔美学种植修复新技术飞速发展。这也给医务工作者的临床工作提出了更高的要求。提高口腔医生整体素质，规范各级医疗机构医务人员执业行为已经成为业界和社会关注的热点。《图解口腔美学种植修复临床规范》口袋书的编写与出版旨在对口腔医生、修复工艺技师、口腔护士的医疗行为、制作设计、护理技术提出具体要求，在现有专业共识性认知的基础上，使日常口腔美学种植修复流程做到科学化、规范化、标准化。

本丛书为小分册、小部头，方便携带，易于查询；内容丰富，基本涵盖了口腔美学种植修复中的临床基本治疗规范及临床新技术，从各辅助工具如口腔放大镜、显微镜、口扫面扫、HE架及各类种植修复常见设备，到各类临床技术如美学修复预告、比色、虚拟种植、骨增量技术，再到常见的瓷美学修复如瓷贴面、瓷嵌体、瓷全冠的临床修复技术。

本丛书主要由近年来崭露头角的中青年临床业务骨干完成，他们传承了严谨认真、追求卓越的精神，从临床实践出发，聚焦基层临床适宜技术的推广，以科学性、可及性、指导性为主旨，来规范口腔美学种植修复的主要诊疗工作，方便全国各级医疗机构的口腔医务人员在临床实践中参考应用。

因学识所限，本丛书难免存在疏漏之处，真诚希望广大读者提出宝贵意见和建议，以便今后进一步修订完善。

最后感谢国家口腔医学中心、四川大学华西口腔修复国家临床重点专科师生对本套丛书的大力支持！

于海洋

2023年1月

前　言

口腔美学修复不仅是一门医学科学，更是一门艺术。这需要我们在临床诊疗过程中综合考虑口腔的功能和美学以及患者的个人需求和期望。本书详细介绍四级预告技术，包括数字美齿设计、诊断蜡型、诊断饰面、临时修复体等。通过阅读本书，读者将能够清晰掌握四级预告技术的操作流程及操作规范。

本书可为口腔医学领域的从业者和学生们提供一份有用且可实践的参考资料，帮助他们了解口腔美学修复的四级预告技术，以及如何在实践中应用这些技术和操作规范。

特别感谢于海洋教授课题组中优秀的同仁们给予的帮助和支持。

由于编写时间和水平有限，书中难免存在不足或疏漏之处，请广大读者批评指正。

编　者

2023 年 2 月

目录

第一章

口腔美学修复的预告技术

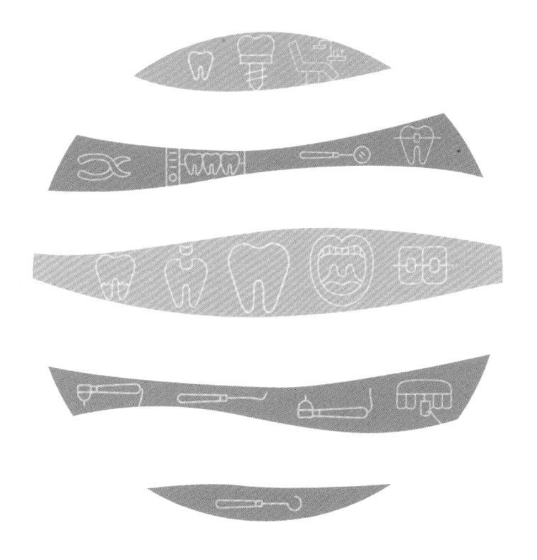

第一节

口腔美学修复的预告技术的概念

随着以患者为中心的医学模式日渐主导当今医疗工作，患者自身在治疗过程、疗效认可等医疗质量评价中已成为不容忽视的因素。由于口腔美学理论、修复材料、临床操作设备及修复工艺技术的不断完善和发展，口腔修复治疗的美学效果日益提高，美学修复已成为了口腔治疗的热点与重点之一。为了做好口腔美学修复，在有创治疗前需建立一种由医、患、技三方共同参与，并通过可视化的沟通手段来预告并抉择最终修复方案的机制。口腔美学修复的临床路径不同于一般的冠桥固定修复，应包括两个阶段：分析设计阶段和临床实施阶段（图 1–1）。

口腔美学修复临床路径第一阶段主要是仔细甄别美学问题所在，制定患者的美学目标和治疗计划，而普通的冠桥修复常常简化甚至省略了此步骤；第二阶段主要是精准地实现第一阶段中制定的治疗目标，一一解决美学问题，使得临床预后可预测、可控制。在这个相对理想的临床路径中，美学分析设计是整个方案的核心，指

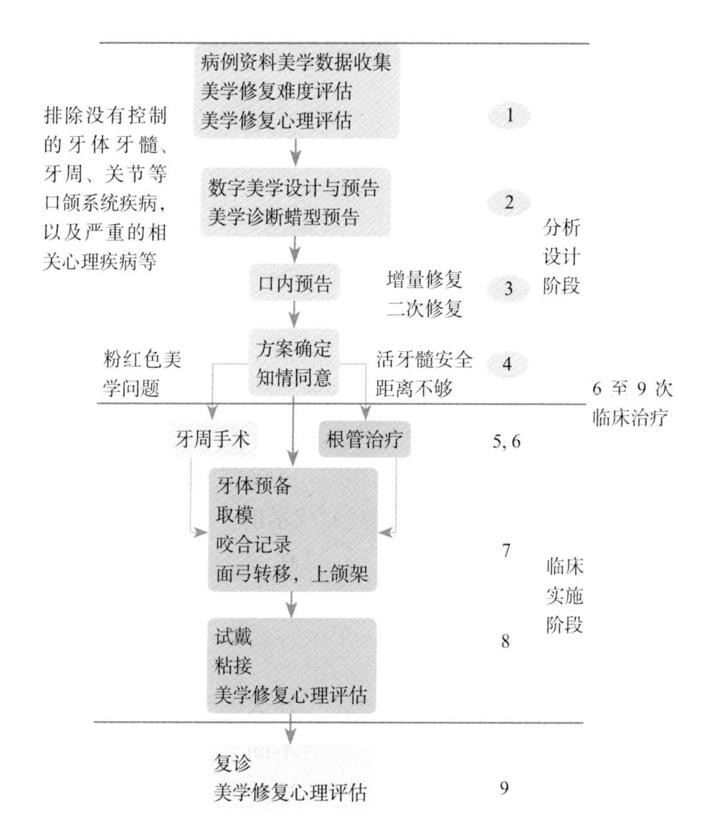

图1-1 美学修复临床路径

引整个美学修复的临床过程。

在口腔美学修复的分析设计阶段，主要需收集患者的病史资料、影像资料，从而进行美学要素的分析、查找、设计并制定相应的治疗计划。为了达到医、患、技三方的充分交流，借用电影预告片的概念，把这类针对目标修复体进行分析设计及疗效预览而建立的各种平面或三维立体的可视化修复技术称为美学修复的预告技术（esthetic preview technic）。它实现了医患交流的科普化，使患者有了看得见的选择权和知情权，也使得医技交流更加具体化和科学化。

目前，常规修复临床路径如下：修复医师接诊患者后，简单讨论后即进行牙体预备、取模，然后将模型送至制作室，让技师根据模型的条件制作修复体，最后医师将修复体戴入患者口内。

由于传统修复临床路径在口腔美学修复的病例中有诸多缺点，比如：

（1）技师在制作修复体时不能直接参考患者的详细面部和口腔的各种美学信息；

（2）医师在临床修复过程中没有一对一的转移设计参数来指导修复空间的预备和牙龈形态的处理；

（3）患者的审美千差万别，医师和技师满意的修复体外形和颜色未必使患者满意；

（4）难以保证最后修复体的美学效果，易引起美学修复的失败与医患纠纷。

因此在美学修复的临床过程中，在不可逆操作前，需要可视预告技术来让患者提前知道美学疗效、让医技更科学直观地交流。

美学修复的预告技术为口腔美学修复带来了诸多优势。

（1）帮助医技患交流，尤其是整个治疗开始前，让各种美学设计方案能够直观展示；

（2）接受患者等各方评价，也让医技有了可视交流、明确治疗方案的机会；

（3）使得美学设计指导整个临床修复过程，最终达到美学修复效果的可预知、可转移与全程可控，即双向全程多点的可传可控；

（4）临床上全面提升美学修复疗效，提高医疗质量，提升患者满意度。

第二节 口腔美学修复的预告技术的内容

按照临床实施操作的先后顺序，口腔美学修复的预告技术可分为四级（图 1–2）。

一级预告为数字美齿设计；

二级预告为数字诊断蜡型；

三级预告为诊断饰面；

四级预告为临时修复体。

从 2D 到 3D，从简单到复杂，最终确定美学修复方案。后续章节将详细介绍各级预告技术的概念及流程。

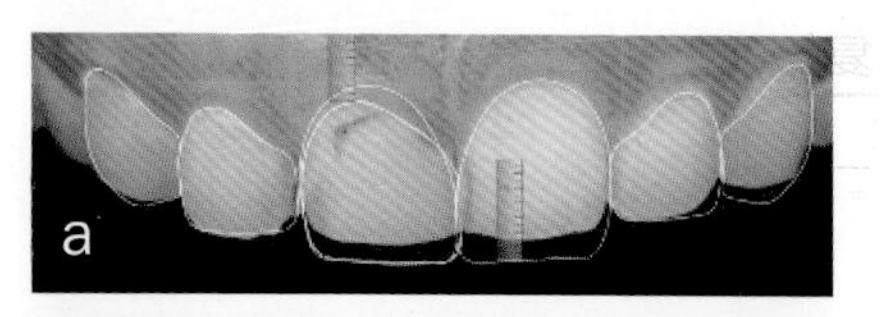

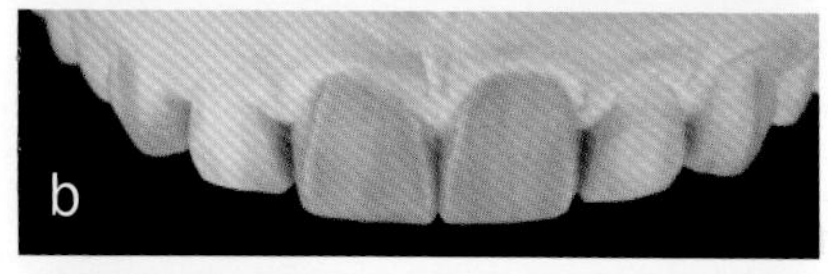

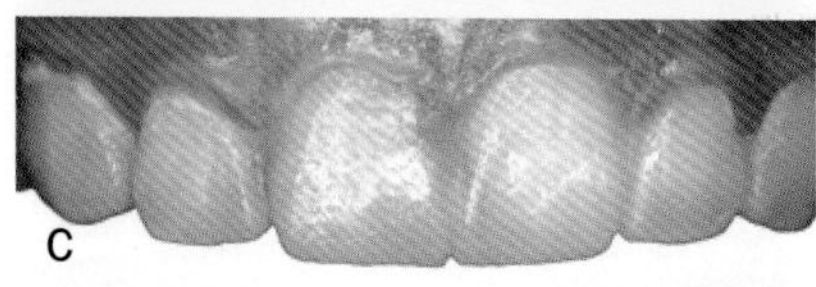

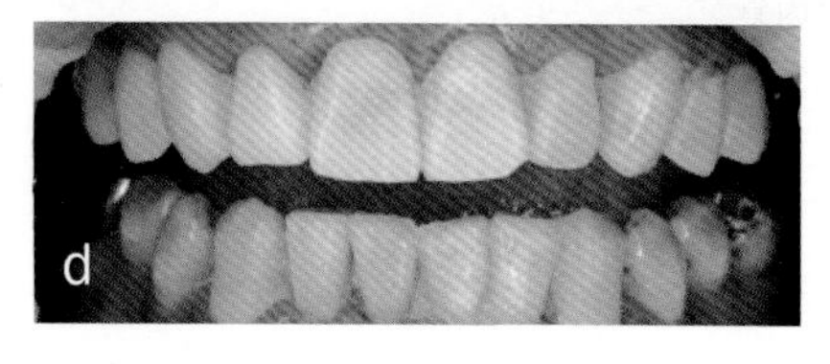

图 1-2　口腔美学修复的四级预告技术

a. 一级预告：数字美齿设计

b. 二级预告：数字诊断蜡型

c. 三级预告：诊断饰面

d. 四级预告：临时修复体

第三节

各级预告技术的适用范围及优缺点

美学修复的各级预告技术因自身工艺流程或制作方式由于有着各自不同的适用范围及优缺点，表 1–1 详细介绍了不同预告技术之间的适用范围及优缺点。

表 1-1　美学修复各级预告技术的适用范围及优缺点

分级	涵义	适用范围	优点	缺点
一级预告数字美齿设计	使用数字美齿软件，在患者的照片上进行美学设计，展示设计结果	所有情况	成本低、速度快、直观、容易修改、医患共同参与	无法直接进行美学转移、展示信息有限
二级预告数字诊断蜡型	使用数字美齿软件，在模型数据上设计修复蜡型效果	所有情况	展示美学设计的三维效果，更加直观	无法展示口内实际唇齿关系
三级预告诊断饰面	使用临时材料，在患者的口内复制蜡型形态，使患者在未进行修复前即可获得口内修复后效果	修复体空间足够，不需要进行大量的牙体预备	直接在患者口内展示，最为直观	使用范围较窄，成本高
四级预告临时修复体	牙体预备后，根据设计数字化制作完成临时修复体	牙体预备后	直接在患者口内展示，最为直观	只适用于牙体预备后的患者

第二章

设计前照片收集

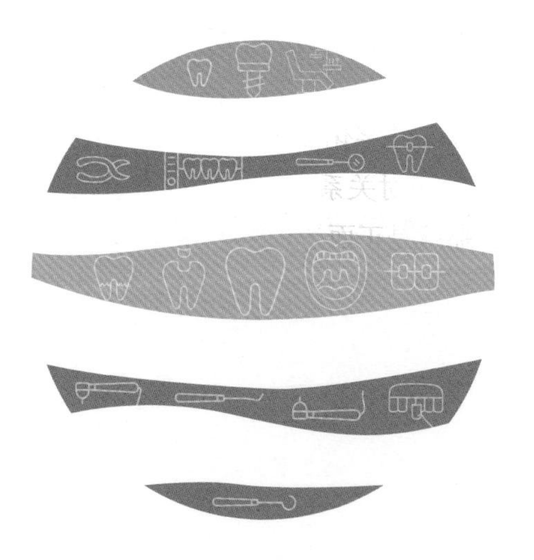

第一节

照片收集要求

口腔数码照片是口腔疾病诊断、分析计划、修复设计及教学学术传播、医技患交流的重要载体，又是临床基本资料的一种常见保存方式。在口腔美学修复中，患者首诊的口腔数码照片对之后的美学信息提取、保存、分析、设计、预告及预后等有着重要意义。口腔数码照片的拍摄数目、构图、参数应当标准化，关于如何进行口腔摄影的内容，本书不再赘述。本书仅列出供美学设计的几类照片收集要求。

美学修复中数字化美学设计主要收集牙齿、牙龈、唇型和面型的相对关系，因此，最重要的两张照片需要被收集，那就是正面牙弓照（图 2-1）和正面微笑照（图 2-2）。

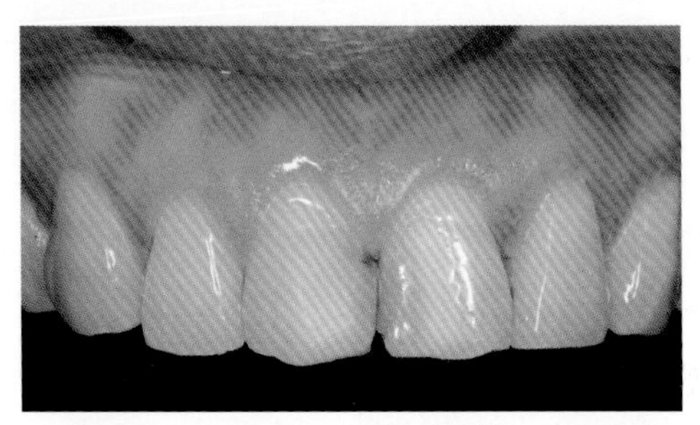

图 2-1　正面牙弓照

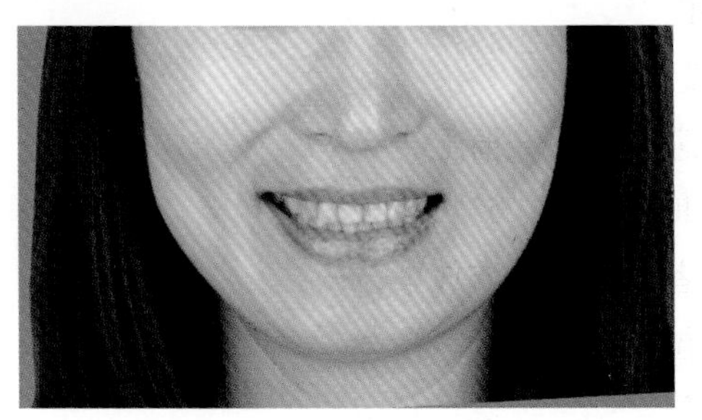

图 2-2　正面微笑照

第二节

正面牙弓照收集要点

一、正面牙弓照

正面牙弓照记录了患者牙齿正面的形态和颜色，对牙齿的形态设计主要在这张照片上进行。正面牙弓照建议选择黑底板，有利于保持设计过程中画面清晰无干扰。

二、正面牙弓照的收集要点

（一）拍摄前准备

请患者自行漱口、刷牙，使用探针清除明显可见的食物残渣和软垢，再用气枪吹去牙面的气泡，保持患者牙齿唇面洁净。

（二）患者与拍摄者角度

若患者躺在牙椅上拍摄此正面牙弓照，将患者体位调至与地面夹角 45°，拍摄者位于患者右下方，助手位于患者头部正上方放置口角拉钩，或者请患者自行放置口角拉钩。嘱患者头稍微侧向面对拍摄者，此时拍摄者需要配合扭转身体，在患者正前方拍摄。

若患者正坐位位于摄影棚内，调节患者与拍摄者座椅高度保持一致，请患者自行放置口角拉钩，拍摄者位于患者正前方拍摄。

（三）拍摄范围

正面牙弓照的拍摄范围应尽量涵盖整个牙弓，使用口角拉钩尽量牵拉口唇往外、往前，暴露整个牙弓颊侧面，如果拉钩未完全牵拉口唇，拉钩紧贴患者颊部，牙弓颊侧面未暴露，后牙视野被阻挡。

构图应以唇系带和䐢平面为十字参考线，作为照片的中心、水平和垂直线，拍摄到口内牙弓中能看到的最后一颗牙。唇系带与殆平面的交点为整个照片的中心，殆平面平分上下画面，上下唇系带连线平分左右画面。也可拍摄整个牙弓照后进行适当的裁剪与调整。

（四）拍摄角度

正面牙弓照的拍摄角度应与面部微笑照中显示的牙弓角度一致，角度不一致会导致美学设计中面部的线面关系难以转移到口内，应当注意切缘曲线曲度保持一致。

拍摄时相机位置需要与殆平面平行，不可使切缘曲线曲度过大或者过平直。

（五）左右对称

排除患者中线偏斜的情况下，使照片中牙弓左右边缘到中切牙中线距离相当，保持拍摄角度左右对称。

第三节

正面微笑照收集要点

一、正面微笑照

正面微笑照是记录患者面容、口唇美学信息的重要照片，在正面微笑照中我们可以获得患者中线、微笑型、唇形等信息。

二、正面微笑照的收集要点

（一）拍摄前准备

请患者一定放松，如果患者不是在放松状态下，患者的微笑仅仅是社交微笑，不能完全代表日常生活中的微笑面容，高笑线的患者可能表现为中位甚至低位笑线。

拍摄前请患者整理衣领、围巾、头发等，以免对五官有所遮挡。

（二）拍摄角度

嘱患者将头面部摆正，面向前方，无仰头，无低头，拍摄者注意调节高度使相机水平与瞳孔连线等高，患者直视相机镜头。

（三）左右对称

面部微笑照中患者面部无左右偏转，左右耳廓露出量一致时则代表患者面部左右无偏转。如果患者头部有左右偏转，面部微笑照会发生偏移，干扰后续的设计过程。

第三章

一级预告——数字美齿设计

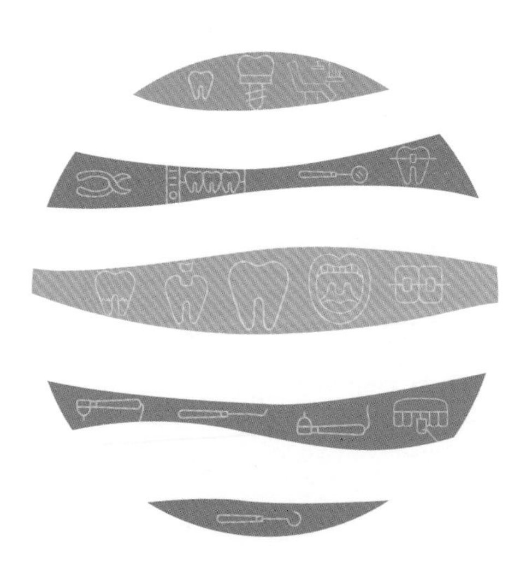

第一节

数字美齿设计的概念

美学设计是口腔美学修复的核心步骤，由于涉及到患者面部的五官、口内牙列的形态和相对位置关系，美学设计很难通过文字语言描述，需要一个可视化、图像化、可测量的处理过程。这一过程在传统的修复过程中往往是通过在石膏模型上制作蜡型进行的。图像软件及三维模型处理软件的出现为美学设计找到了新的突破口。数字美齿设计是指在这类软件的辅助下，进行美学修复医患沟通、美学分析设计及医技沟通的过程。

第二节

数字美齿设计的优势

相比于传统的口腔美学修复嵌体过程，数字美齿设计有以下几个优势。

（1）使用软件的可视化界面进行分析和结果输出，直观可视；

（2）不需要耗费物质材料，成本低廉；

（3）将医患技沟通智能化、人性化，在患者首次就诊时即可给予初步方案，节省时间与沟通成本。

第三节

常见的数字美齿设计软件

一、非专业的美学设计软件

非专业美学设计软件主要是具有图像处理功能的常用软件，如 Photoshop、Keynote、PowerPoint，这些软件都可以对图像进行裁剪、变换等简单编辑，又可以进行线条的绘制，可满足数字美齿设计的基本需求。但是在使用此类软件前需要下载相应模板或绘制牙型、微笑线等模块，使用起来有一定的门槛，量化的指标输出较为困难，操作较繁琐。不过由于 Keynote 和 PowerPoint 有着较高的普及率，依然是现在美学修复医生首选的美学设计软件（图 3–1）。

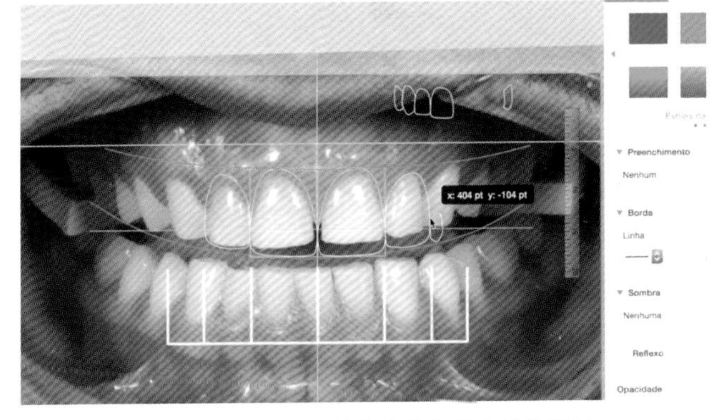

图 3-1　Keynote 软件上进行数字美齿设计

二、专业的美学设计软件

专业的美学设计软件包括 Digital smile system、CEREC Software 4.2、Smile designer pro 以及美齿助手 ™ 等。这些软件是针对美学设计进行构架的，软件使用流程符合口腔美学设计的一般流程和习惯，对美学修复医生而言，操作容易，上手简单。

美齿助手 ™ 是一款运行在 iPad 上的专业美学设计软件（图 3-2），将牙齿的外形设计与面部、口唇、牙龈等的美学要素整合在一起，采用了智能化的引导界面，降低了美学设计的入手难度。

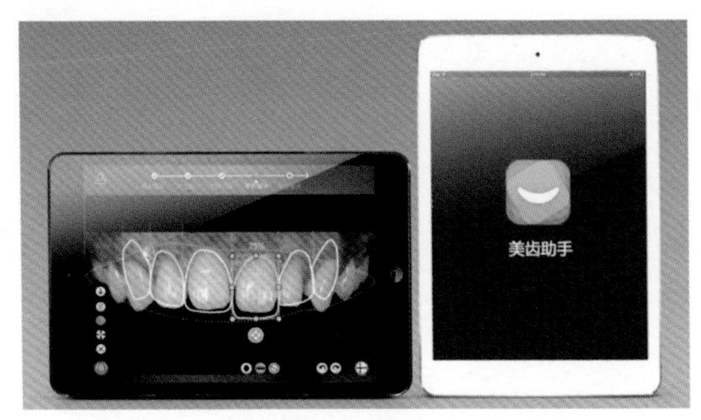

图 3-2　美齿助手上进行数字美齿设计

使用美齿助手™只需要两张患者的照片就可以进行数字美齿设计，一张正面微笑照和一张正面牙弓照。通过摆正照片、面部照片与口内牙弓照的重合和牙齿宽度数据的输入，医生可以建立美学设计的位置参考系和尺寸参考系统，在此基础上，通过导入标准牙齿形态来进行美学设计。设计出的牙齿形态可以一键智能渲染颜色，并方便与设计前进行美学修复效果对比。

第四节

美齿助手美学设计流程要点

美齿助手™美学设计过程可以分为五个基本步骤：校正参考系、尺寸输入、颜齿匹配、牙形设计及牙色设计。前三个步骤为准备步骤，为牙齿形态的设计转移面部美学关系并设定参考系和数值尺寸系统。后两个步骤为具体设计步骤，分别针对牙齿的形态以及牙齿的颜色。在设计前先准备好如前所述的正面微笑照和正面牙弓照两张照片。

一、校正参考系

校正参考系的目的是将正面微笑照的人面部中的横向参考系与水平线平行，以方便后续的美学设计过程。两侧瞳孔连线是面部理想的横向参考系，所以校正参考系主要校正双侧瞳孔连线与水平线平行。

拖动蓝色线条，连接双侧瞳孔。点击蓝色线条下方按钮，照片就会以连接好的双侧瞳孔连线作为水平参考线摆正正面微笑照（图 3–3）。

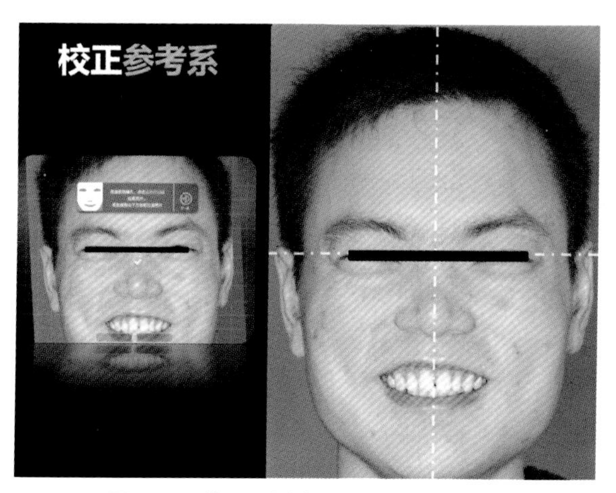

图 3–3　使用双侧瞳孔连线校正参考系

二、尺寸输入

拖动标尺，卡在照片中中切牙两侧，拖动拖条，输入对应的中切牙宽度数值（图 3–4），尺寸输入后，软件将建立尺寸的参考系，在后续操作中可以通过标尺工具测量图像中的任意两点之间的距离。

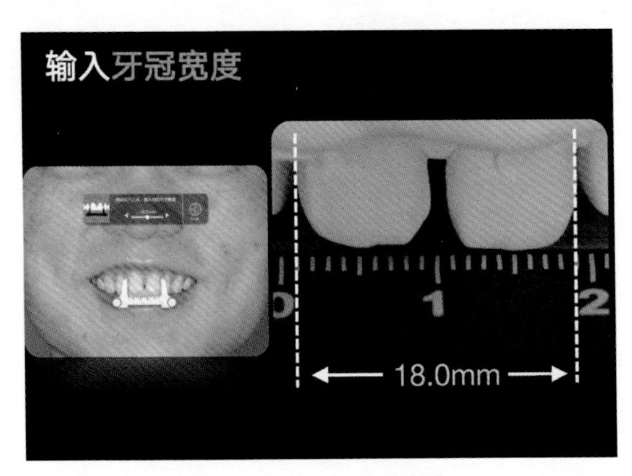

图 3–4　输入牙冠宽度

三、颜齿匹配

颜齿匹配将患者正面微笑照和正面牙弓照重叠，这一步骤之后可以将面部和口腔的美学形态因素相互转换，进行诸多美学要素的整合。

在正面牙弓照拖动蓝色线条两端，使蓝色线条的两个端点分别位于两个牙尖上，使正面牙弓照和正面微笑照同时出现，通过拖动蓝色线条两端，将正面牙弓照对应的点移动到正面微笑照对应的点位上，就可以将两张照片重叠起来进行颜齿匹配（图 3–5）。

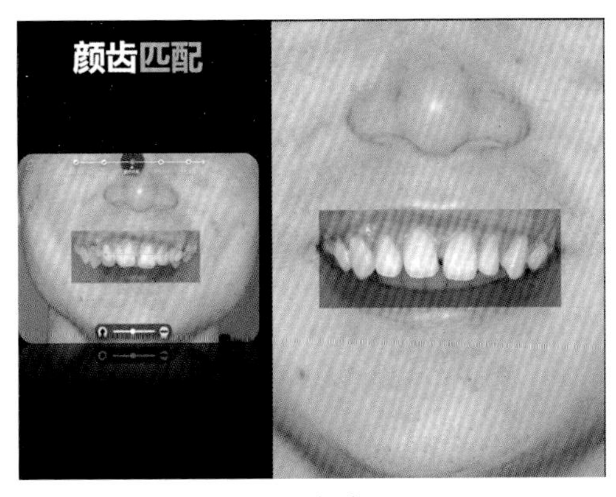

图 3–5　颜齿匹配

位于下方的拖条可以改变正面牙弓照的透明度，辅助确定正面牙弓照和正面微笑照是否完全重叠。但是，如果正面牙弓照与正面微笑照切缘曲线曲度不一致的时候，两张照片无法完全重叠，会影响下一步设计方案，需重新准备两张照片。确认重叠完成后，进入牙形设计。

四、牙形设计

在这一步骤中，结合正面微笑照的线面关系，设计出患者的牙齿轮过形态。

（一）勾勒唇形

点击下方照片显示选项，将软件视频切换到仅显示面部微笑照，点击唇形工具调出唇形线。拖动唇形线节点，将患者的嘴唇内缘勾勒出来，切换到正面牙弓照中，唇形也可在正面牙弓照中显示（图 3–6）。

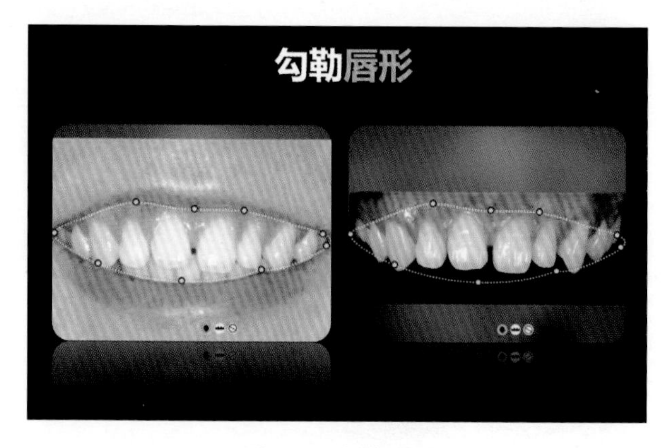

图 3–6　勾勒唇形

（二）设计牙齿横向比例关系

通过横向比例尺工具设计牙齿的横向比例关系。将比例尺两端分别放置于两侧尖牙的远中位置，竖向的线条分割出前牙六颗牙所占据的横向比例关系（图 3–7）。通常 1：0.618 是最佳的横向比例关系，但是对于一些不适合的患者可以个性化调节横向比例关系。图例这个患者 1：0.618 不合适，无法容纳牙根所占据的空间，所以调节牙齿横向比例关系为 1：0.722（图 3–8）。

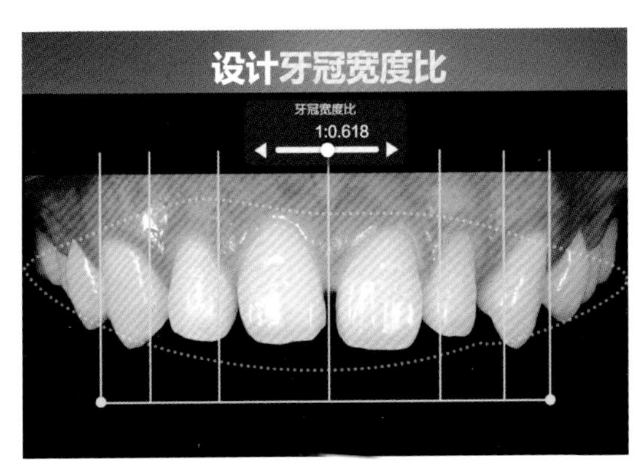

图 3-7　调出横向比例尺

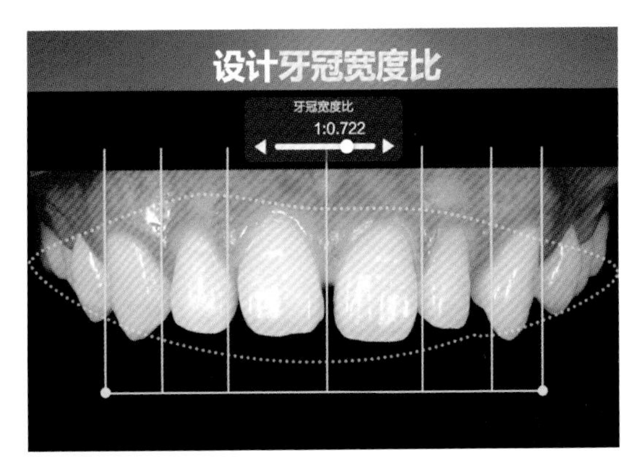

图 3-8　改变横向比例关系

经过唇形设计和横向比例关系调节后，建立了一个初步的牙齿外形框架，有利于后续牙齿形态的设计。

（三）**牙齿形态设计**

从牙形库中导入牙齿形态，拖动选中的牙齿大小，使牙形的大小适合之前定下的横向宽度比（图 3-9）。

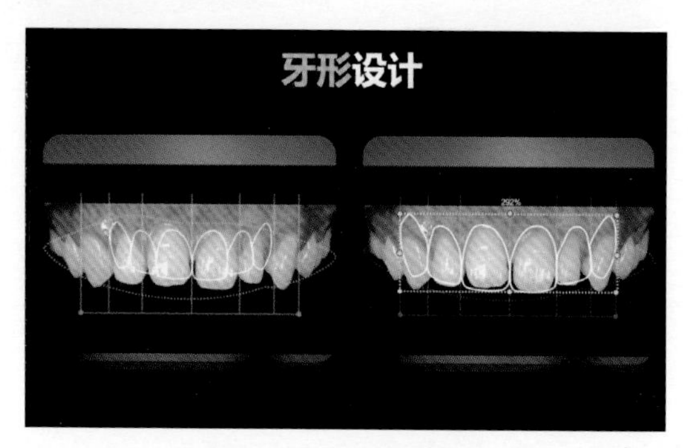

图 3-9　导入牙齿轮廓

单独选中各颗牙齿，竖向拖动移动（图 3-10），使其在竖向上符合唇齿关系。将前牙的切端排列成大致与下唇线平行向上完全的曲线，侧切牙切端在这曲线上方约 0.5mm（图 3-11）。

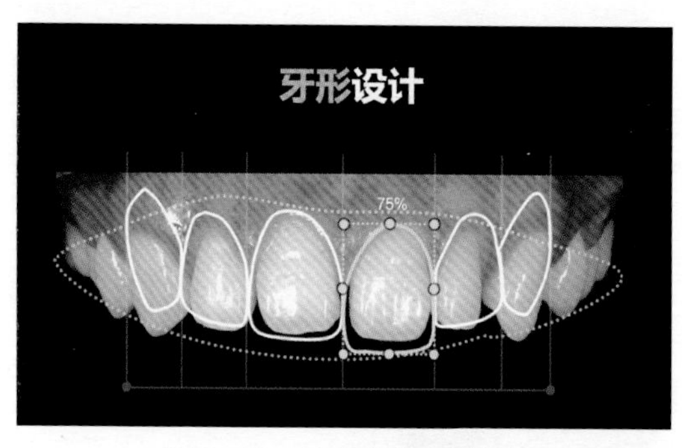

图 3-10　单独移动牙齿轮廓

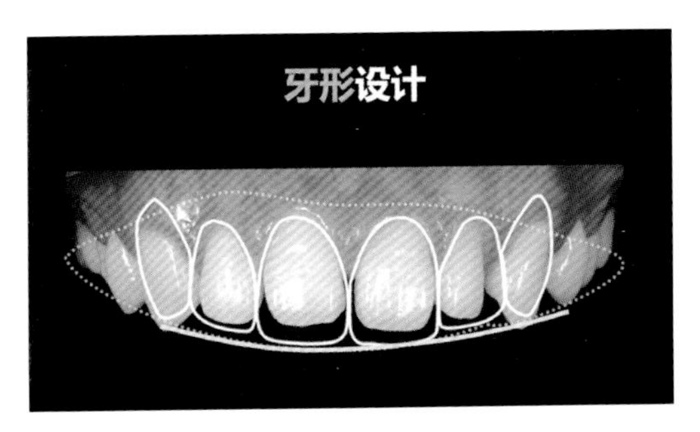

图 3-11　调整后的牙齿轮廓符合下唇线

整体确定牙齿的形态关系后，需要调整牙齿轮廓与患者牙龈相匹配。放大正面牙弓照图片，点击中切牙牙齿轮廓，拖动节点使得牙齿轮廓与患者牙龈边缘相重合（图 3-12）。

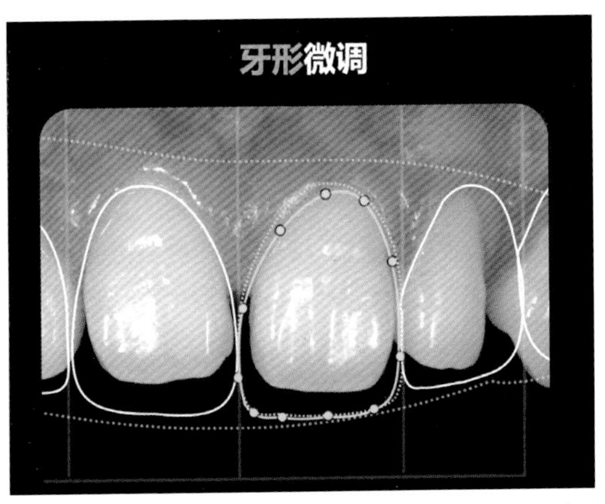

图 3-12　拖动节点使牙齿轮廓与牙龈边缘相重合

以相同的方式调整其他牙齿，完成牙形设计。如患者尖牙不需要设计，可以将尖牙牙齿轮廓删去，完成美学细节调整设计（图 3-13）。

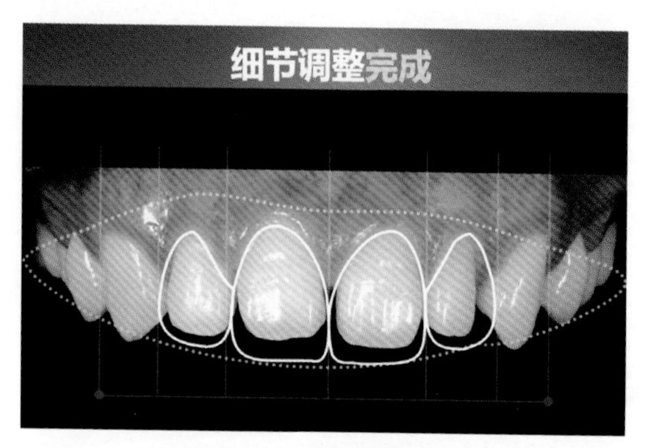

图 3-13　细节调整完成

（四）尺寸输出

通过以上步骤，美齿助手™设计软件为患者设计出了美观的牙齿轮廓形态，此设计结果可以以图片形式导出，供技师参考形态，也可以使用标尺工具测量设计的牙齿轮廓的尺寸，方便技师后续制作诊断蜡型（图 3-14）。

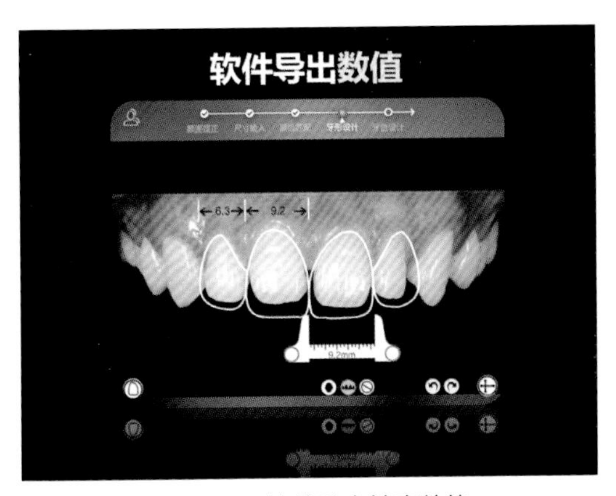

图 3-14　软件导出轮廓数值

（五）牙色设计

完成牙形设计后，即可为牙齿轮廓填充颜色，模拟不同种类修复体的色彩特征。拖动彩度和明度按钮，可以改变牙齿的颜色（图 3-15、图 3-16）。

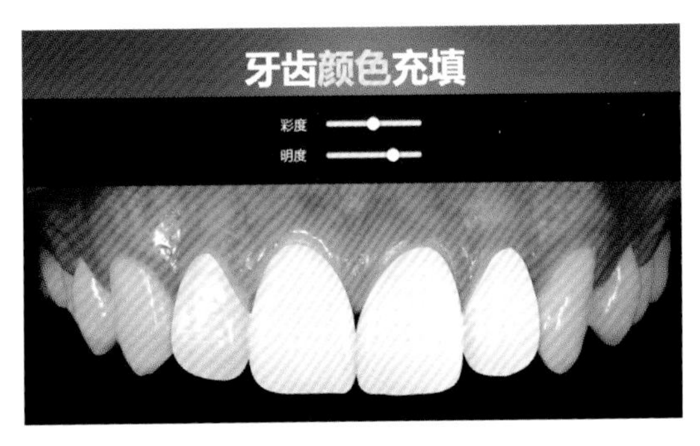

图 3-15　调整后牙齿颜色

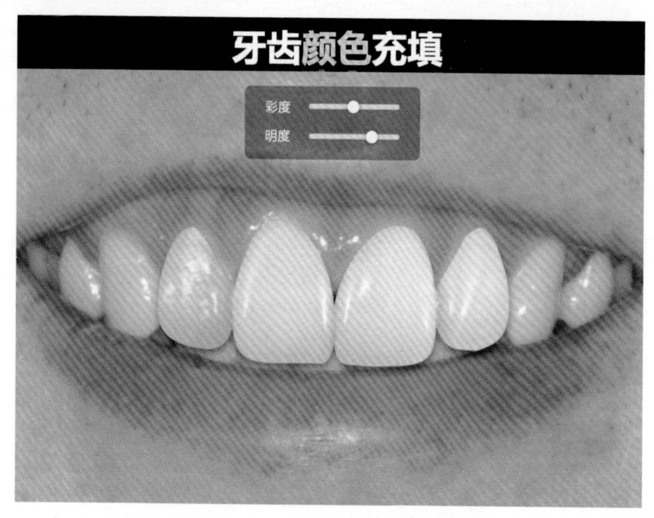

图 3-16　正面微笑照中牙齿颜色

通过美齿助手，我们可以在患者就诊时与患者共同确定后续美学修复的目标与治疗计划。

第四章

二级预告——诊断蜡型

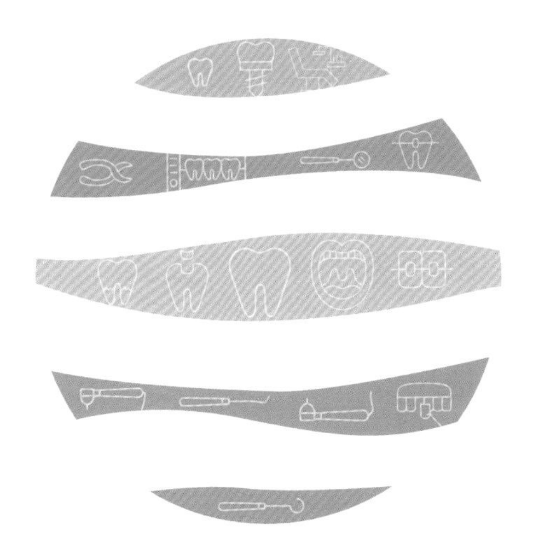

第一节

诊断蜡型的概念

诊断蜡型是指在修复治疗开始前，在牙科模型上按照治疗设计添加效果蜡制作的修复体蜡型，用以直观地反映修复治疗设计所预期的效果，为后续的诊断饰面制作提供物质基础。

诊断蜡型可以通过石膏模型或者口扫模型制作，图 4-1 为数字化制作的数字虚拟诊断蜡型。

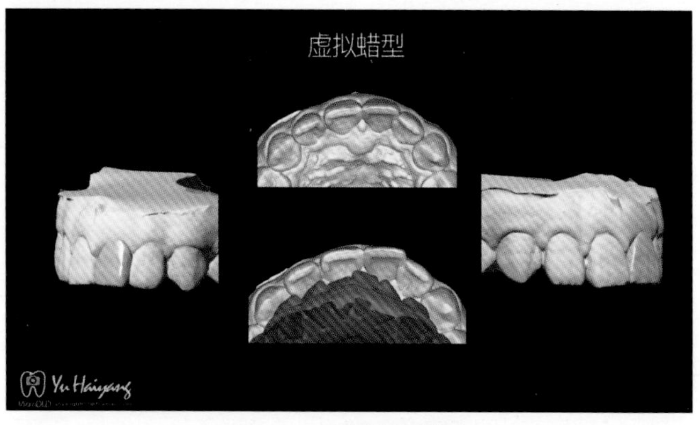

图 4-1　虚拟诊断蜡型

第二节

诊断蜡型的优势

一、反映修复效果

通过诊断蜡型可恢复软硬组织缺损，直观地反映预期的修复效果，初步估计前期治疗设计的可行性，从而可丰富临床医生的设计思路。

二、使患者充分理解治疗计划及预期效果

患者通常因为缺乏专业的修复知识而无法充分理解临床医师制定的治疗计划，通过诊断蜡型的制作可以更好直观地与患者沟通大概的治疗过程以及预期的治疗效果，减轻或消除患者对治疗效果的怀疑与不确定。

三、预估牙体预备量

可以通过扫描牙齿原始模型以及诊断蜡型，预设目标修复体空间判断所需要的牙体预备量，如图 4–2 所示此目标修复体空间为混合目标修复体体空间，牙体预备量等于目标修复体空间减去美观蜡型加的效果蜡所占据的增量空间。

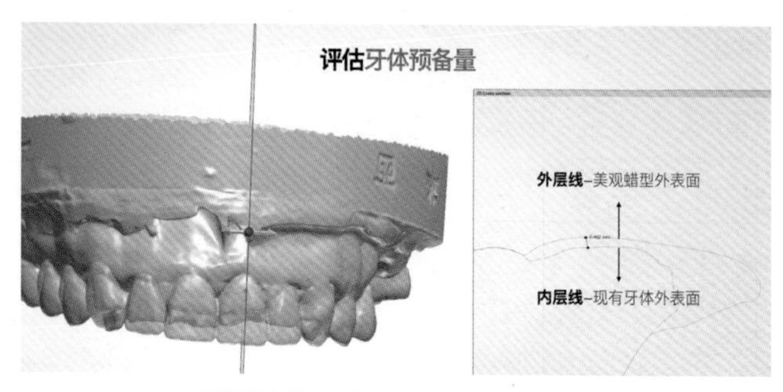

图 4–2　扫描诊断蜡型与牙齿原始模型

通过评估牙体预备量，可以得知是否能保存足够的牙釉质供贴面获得足够的粘接力，图 4–3 中预备的深度均较小，可判断牙体预备后完成面均在牙釉质界面内，后续贴面粘接可获得全釉质粘接面；也可判断改形过大的目标牙是否能保存活髓，图 4–4 基牙大幅度改形，活髓无法保存，需提前根管治疗。

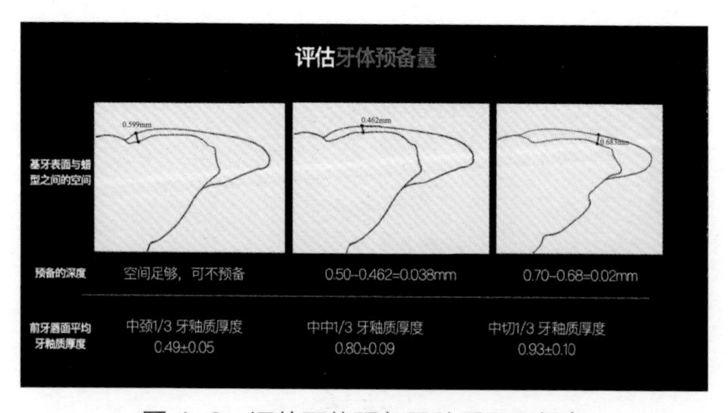

图 4–3　评估牙体预备量釉质是否保存

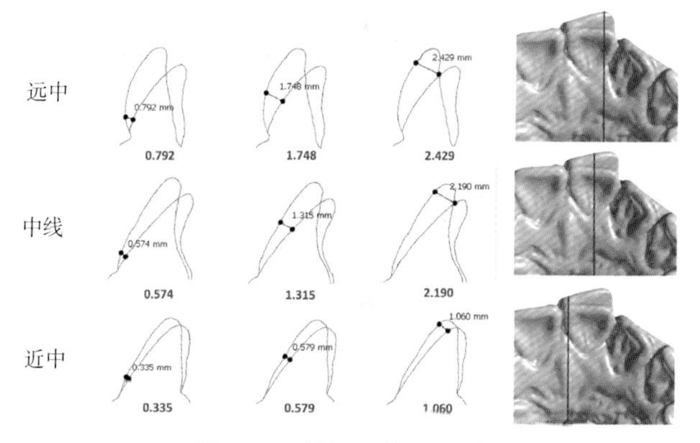

图 4-4　判断活髓是否保存

四、制作硅橡胶导板用于诊断饰面制作

使用硅橡胶重体复制诊断蜡型形态，可用于后续在患者口内制作诊断饰面（图 4-5）。

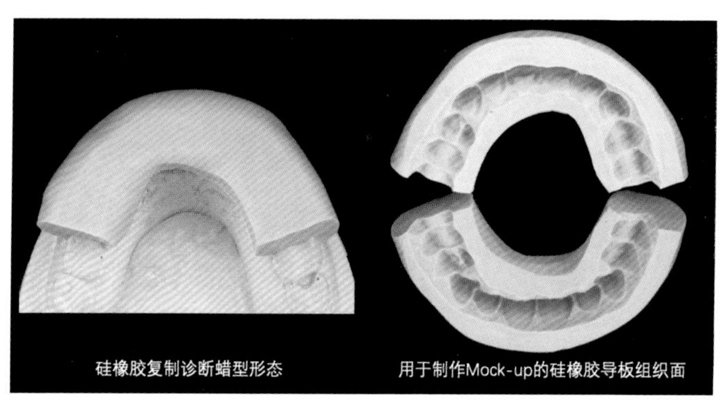

图 4-5　硅橡胶复制诊断蜡型

五、制作备牙导板指导临床牙体预备

诊断蜡型形态经过医患技三方确认后可制作硅橡胶导板，通过导板可以指导临床牙体预备（图 4-6），检查牙体预备量是否准确，从而更易获得与诊断蜡型外形一致的修复体。

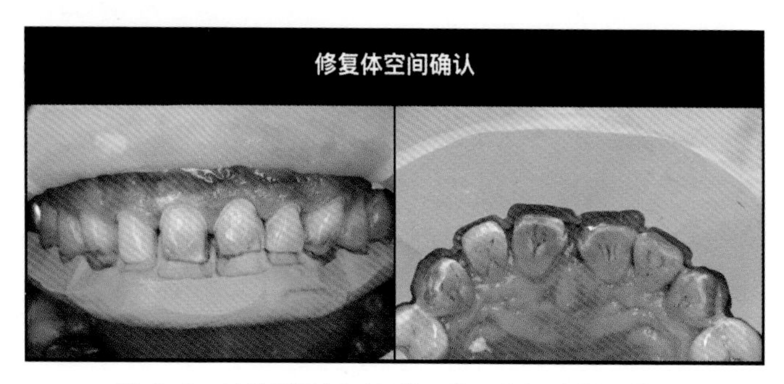

图 4-6　硅橡胶导板对牙体预备后修复体空间确认

也可以用石膏再次翻制美观蜡型，压膜制作透明备牙导板，利用定深孔备牙的方式进行更加准确的牙体预备（图 4-7、图 4-8）。

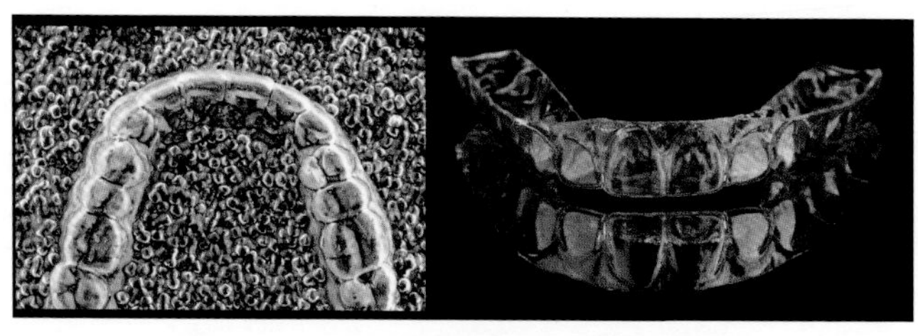

图 4-7　翻制诊断蜡型制作透明备牙导板

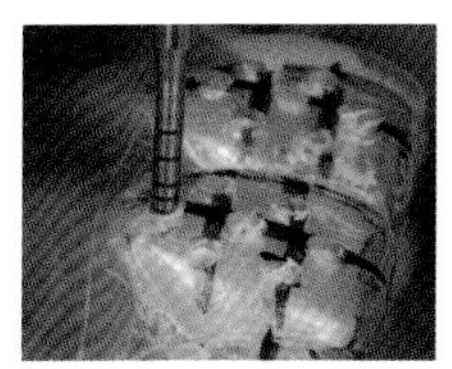

颈部 0.3mm

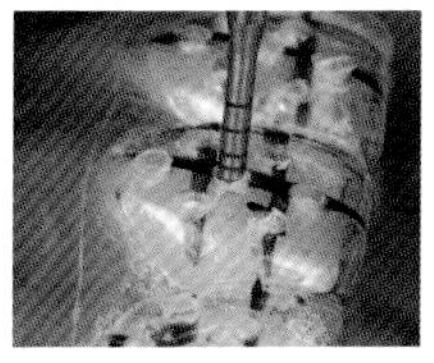

中部 0.5mm

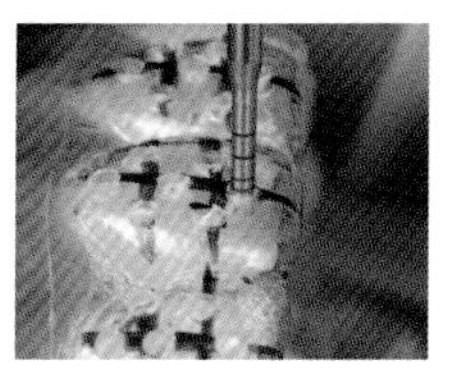

切端 0.7mm

图 4-8　使用备牙导板精确计算牙体预备量指导临床备牙

六、丰富修复临床资料

患者治疗前的口腔情况在修复治疗后很难重现，如果没有分析设计阶段直接进行不可逆操作无法具体评价治疗效果。通过保留初始研究模型和诊断蜡型，可以一定程度上丰富患者临床病历资料，也具有一定的科研价值。

第五章

三级预告——诊断饰面

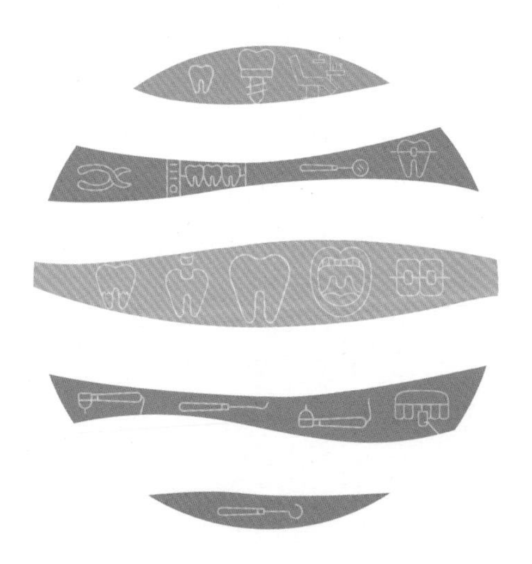

第一节

诊断饰面的概念

诊断饰面是一种快速、便捷、有效的临时树脂修复体，可以用无创的方式，为患者提供可预测的美学效果（图 5-1）。诊断蜡型是进行美学分析与美学设计的常用方法，而诊断饰面则是将医技与患者连接的桥梁。

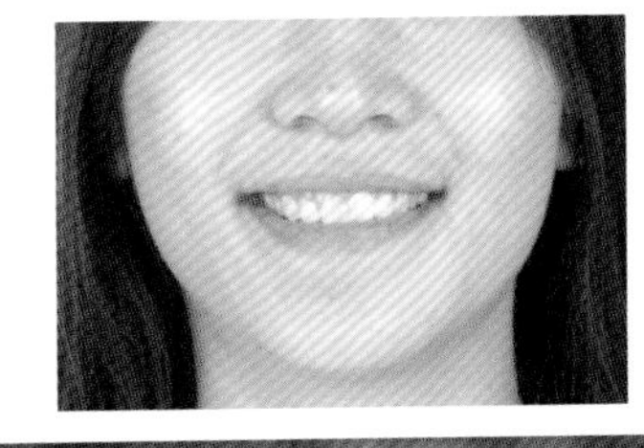

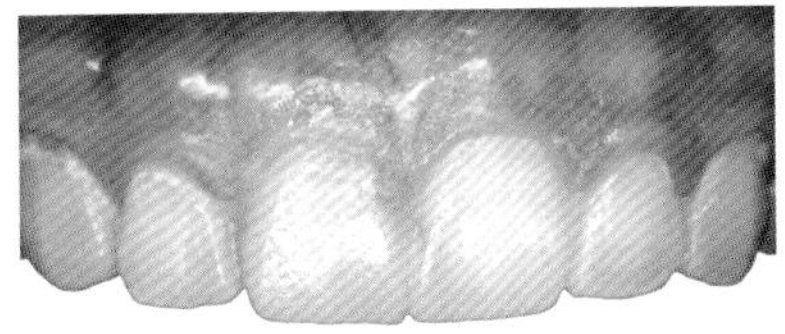

图 5-1　诊断饰面

第二节

诊断饰面的优势

诊断饰面将三维美学设计转移到患者口内，包括修复体的轮廓、牙齿比例、长度等，可以直观地感受设计的效果，有利于医患双方观察牙齿与全面部的协调性。

对于前牙关缝、切缘加长的患者，诊断饰面还有助于发音及前牙切咬功能的评估。

患者通过戴用一段时间的诊断饰面，对牙齿的外形等提出意见与想法，临床医生还可以此为依据进行修改，经过医技患三方达成共识后确定最终的修复方案。

第三节

诊断饰面制作流程

患者对诊断蜡型满意后，在蜡型上使用硅橡胶重体制取阴模，或者翻制美观蜡型的新一副石膏模型，在这副石膏模型上压膜。

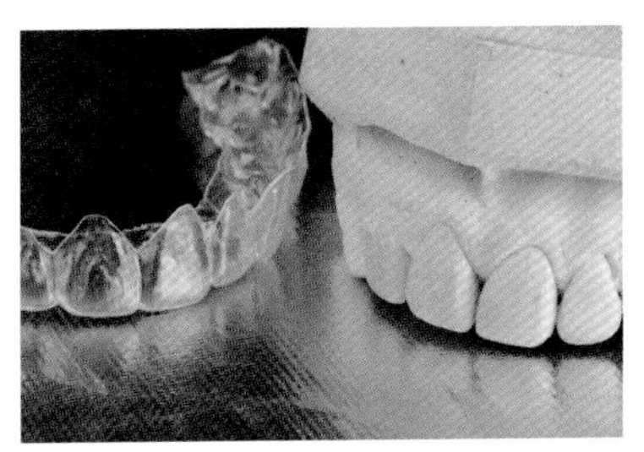

牙科膜片压膜

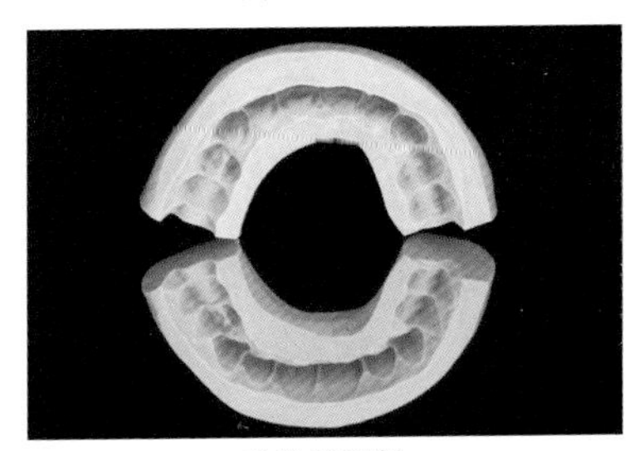

硅橡胶翻制

图 5-2　制作美观蜡型的阴模

如果需要让患者有充分的时间理解治疗方案或需要患者佩戴长一点的时间，可以采取在牙齿唇面点酸蚀、点粘接的方法增加诊断饰面的固位力，如不需要佩戴诊断饰面可直接跳到第三步。具体操作如下（图 5-3 至图 5-6）。

1. 在基牙唇面涂布 35% 磷酸，范围控制在 1~2mm，15 秒后冲洗吹干。

2. 酸蚀剂处涂布自酸蚀粘接剂，吹均匀后固化。

3. 在硅橡胶阴模或透明膜片中注入临时冠材料或者流体树脂。

4. 将阴模在干燥的天然牙上完全就位，待树脂材料完全聚合后，取下阴模，用金刚砂车针小心修整龈缘、外展隙等处的多余树脂，调整咬合，抛光。

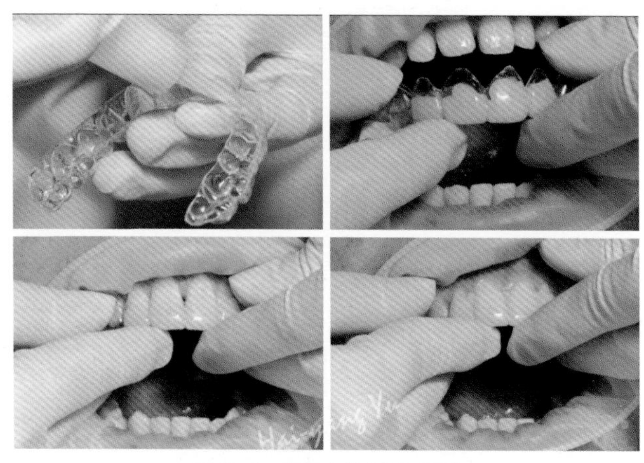

图 5-3　树脂材料注入阴模

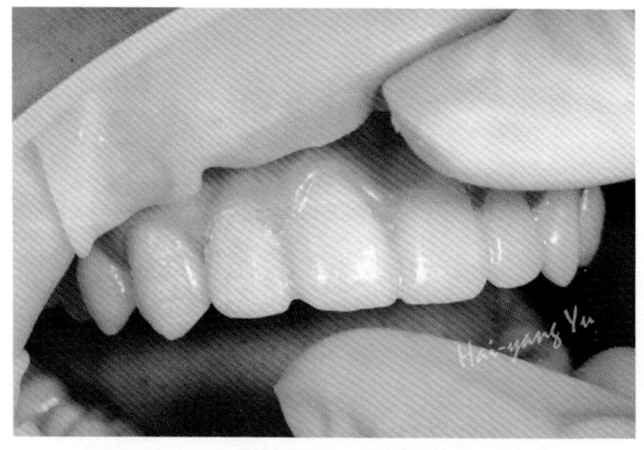

图 5-4　去除边缘及外展隙多余的材料

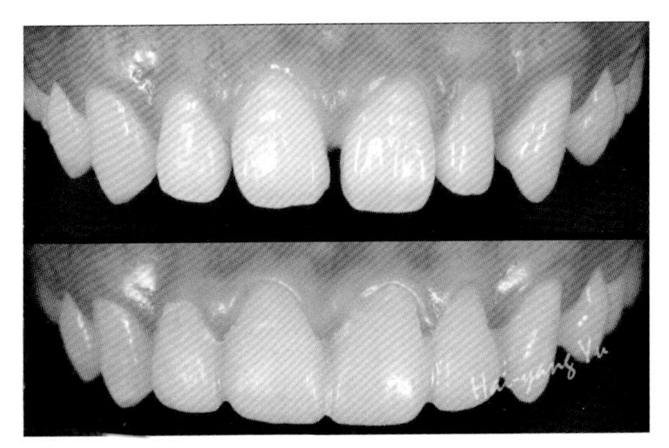

图 5-5　诊断饰面前后对比

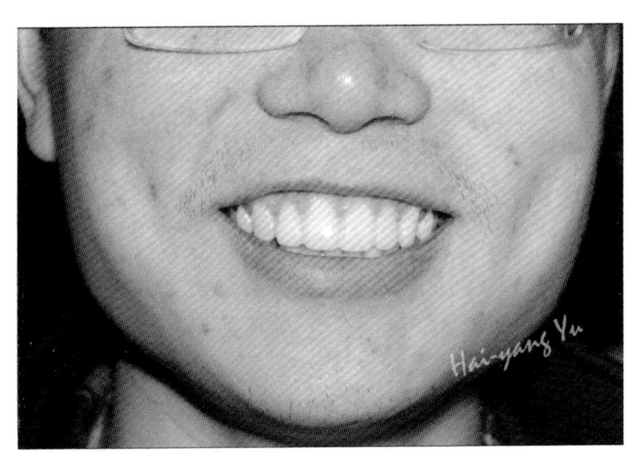

图 5-6　诊断饰面面部照

第六章

四级预告——临时修复体

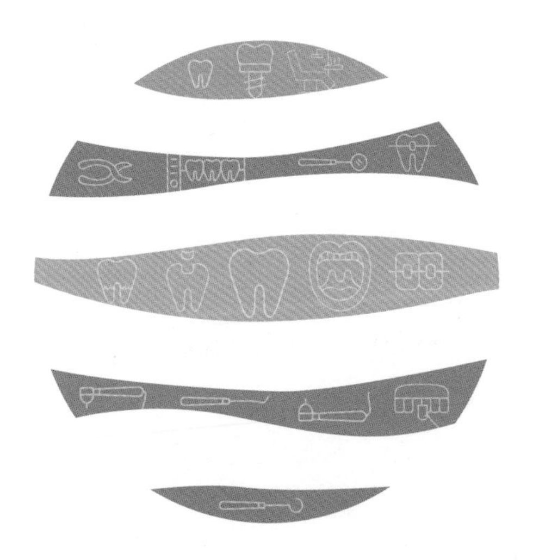

第一节

临时修复体的概念

临时修复体是对基牙的一种临时性修复，一般在进行牙体预备后或者二次修复冠拆除后开始佩戴，直到最终修复体最终戴入。临时修复体可以充分表达美学设计思想，提高患者就诊感受。

第二节

临时修复体的优势

一、基本功能

狭义上的临时修复体强调口内戴用时间的短暂性和过渡性，主要发挥保护基牙预备体的功能，减轻或避免基牙及牙周组织受到外界不良刺激而引发牙髓或牙周疾病，同时在前牙区发挥一定的美学和发音功能，在后牙区提供一定的咀嚼和稳定作用。

图 6–1 为牙体缺损的患者，经过数字美齿设计（图 6–2）后制作美观蜡型（图 6–3），经过牙体预备与

纤维桩树脂核充填修复后（图 6–4），可制作临时修复体恢复前牙美学和发音功能（图 6–5）。

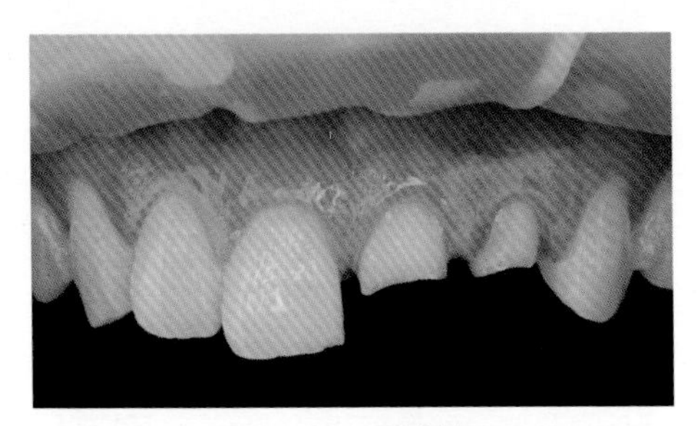

图 6–1　牙体缺损

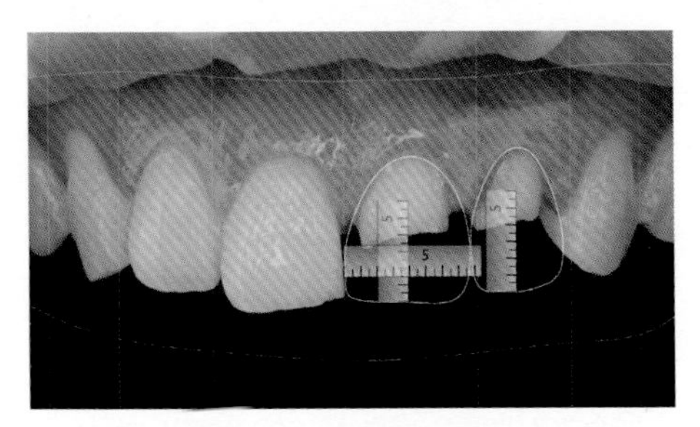

图 6–2　数字美齿设计

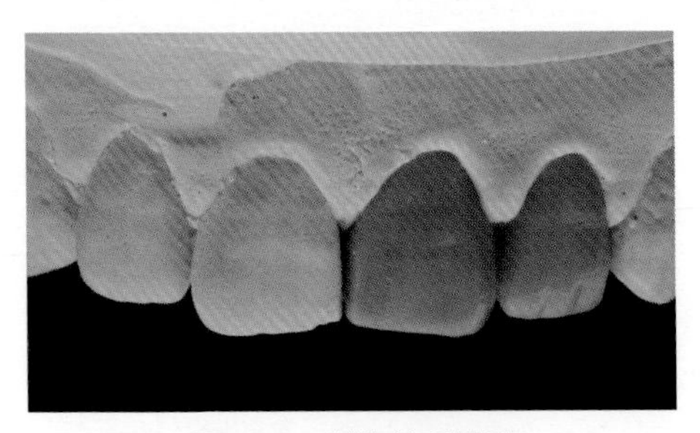

图 6–3　制作美观蜡型

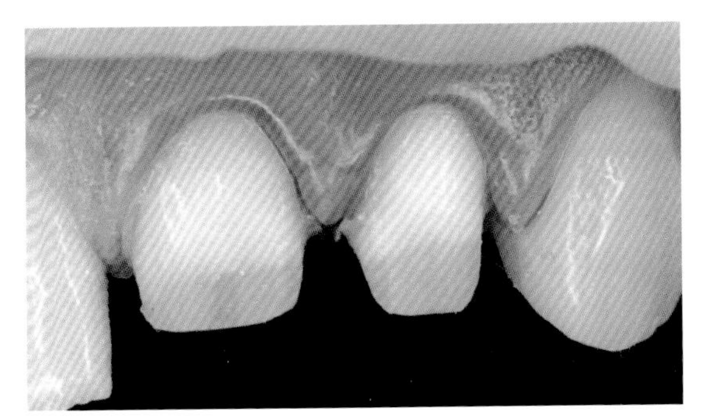

图 6-4　牙体预备与树脂核粘接后

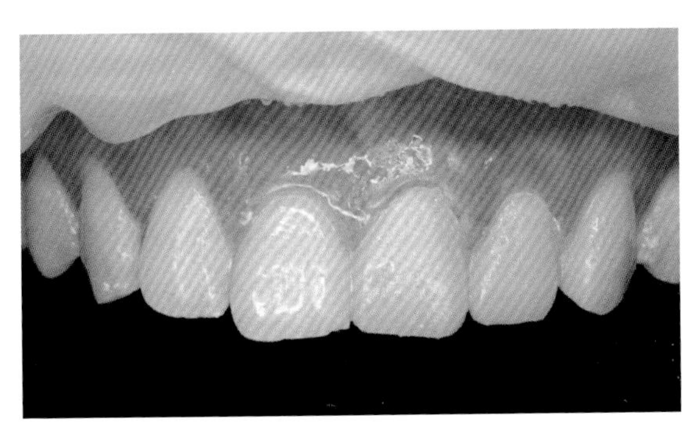

图 6-5　制作临时修复体

二、诊断功能

对于复杂口腔美学缺陷的治疗，需要更加全面、准确的临床治疗设计尤其是口腔美学设计和功能设计。因此，临时修复体的诊断功能日益重要，通过临时修复体可以进行美学诊断和咬合等功能的诊断，还可以用于牙周软组织的美学处理。

图 6-6 中患者诉前牙贴面过长，影响美观，根据面型及基牙情况制作美观蜡型（图 6-7），制作对应的硅橡胶导板（图 6-8），拆除原有贴面后在口内使用临时冠材料制作临时修复体（图 6-9），在口内及面部检查前牙长度及形态是否协调（图 6-10）。

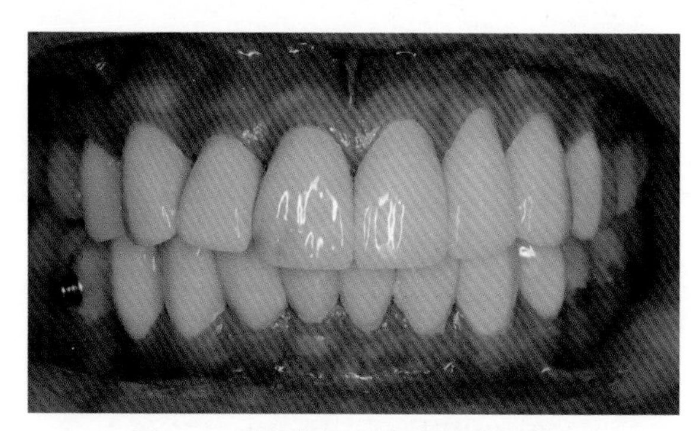

图 6-6　贴面修复后诉牙冠形态不满意

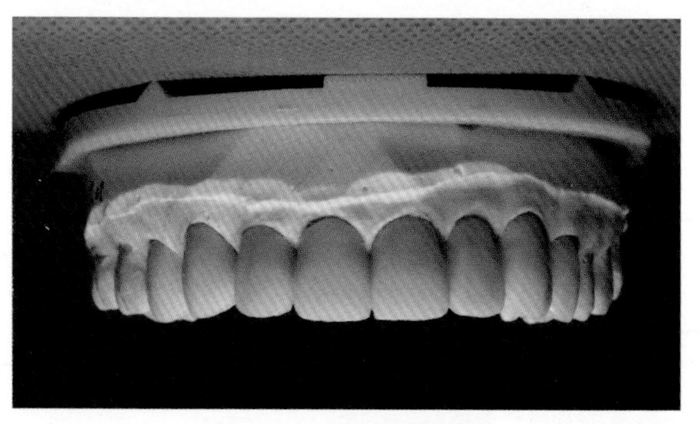

图 6-7　制作美观蜡型

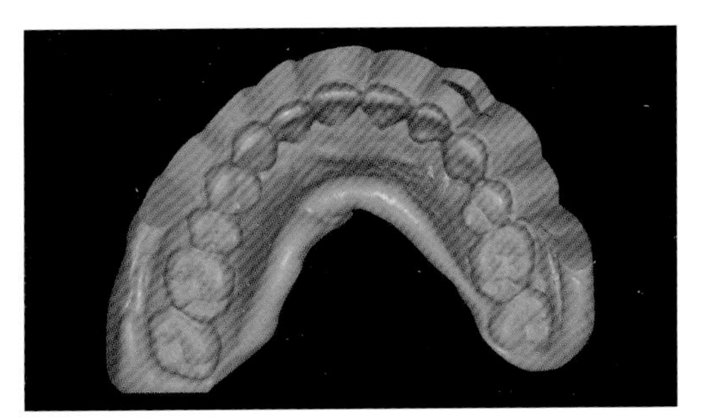

图 6-8　硅橡胶导板

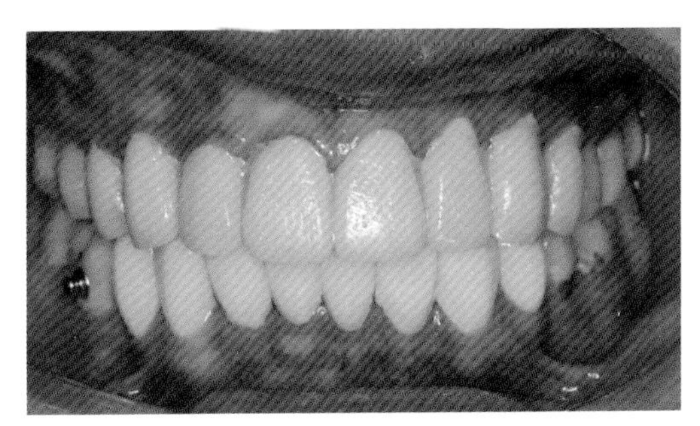

图 6-9　拆除原修复体后制作临时修复体

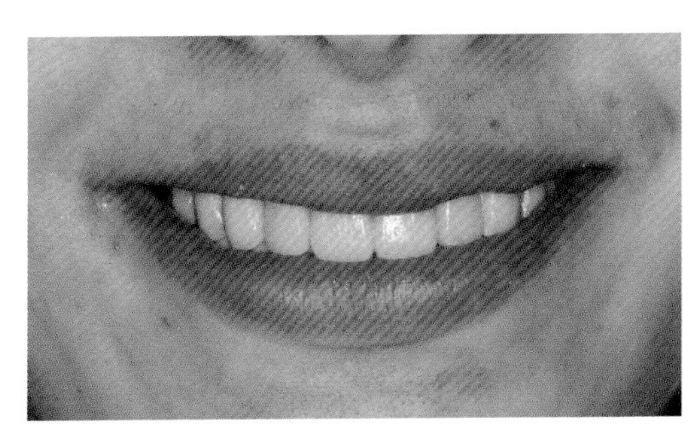

图 6-10　临时修复体与口唇关系